ESSAI

SUR LA

MANIÈRE DE RECONNAITRE LES TARES D'UN CHEVAL MIS EN VENTE,

AINSI QUE LA CONFORMATION QUE DOIT AVOIR UN CHEVAL

DESTINÉ A TEL OU TEL SERVICE.

PAR

LUCIEN RODIER,

Médecin vétérinaire, Élève de l'École Royale de Lyon, Vétérinaire de la Gendarmerie de l'Hérault et de plusieurs entreprises de Messageries, auteur de plusieurs Mémoires insérés dans les journaux de la Société d'agriculture de l'Hérault.

Savoir qu'on ignore est un commencement de science.

MONTAIGNE.

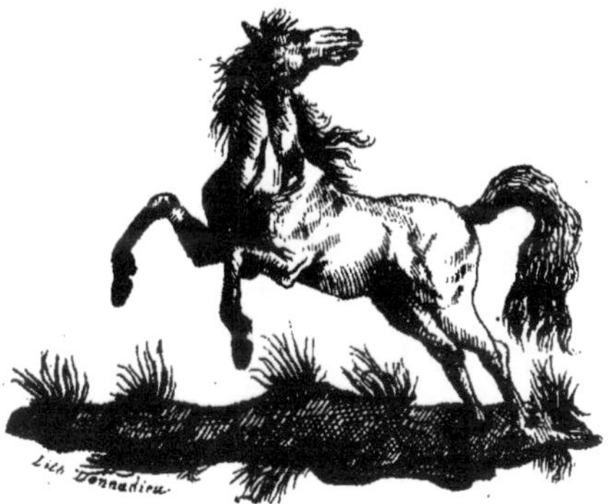

1843.

ESSAI

SUR LA

MANIÈRE DE RECONNAITRE LES TARES D'UN CHEVAL MIS EN VENTE,

AINSI QUE LA CONFORMATION QUE DOIT AVOIR UN CHEVAL

DESTINÉ A TEL OU TEL SERVICE.

PAR

LUCIEN RODIER,

Médecin vétérinaire, Élève de l'École Royale de Lyon, Vétérinaire de la Gendarmerie de l'Hérault et de plusieurs entreprises de Messageries, auteur de plusieurs Mémoires insérés dans les journaux de la Société d'agriculture de l'Hérault.

Savoir qu'on ignore est un commencement de science.

MONTAIGNE.

MONTPELLIER,

Imprimerie de Ve Ricard, née Grand, Place d'Encivade.

1843.

A MONSIEUR

ROULLEAUX-DUGAGE,

Préfet du département de l'Hérault, Officier de la Légion d'honneur.

Et à

MESSIEURS LES MEMBRES

DU CONSEIL GÉNÉRAL DU DÉPARTEMENT.

L. RODIER.

ESSAI

SUR LA

MANIÈRE DE RECONNAITRE LES TARES D'UN CHEVAL MIS EN VENTE,

AINSI QUE LA CONFORMATION QUE DOIT AVOIR UN CHEVAL

DESTINÉ A TEL OU TEL SERVICE.

LE cheval convenant pour le genre de service auquel on le destine doit être séparé de la troupe s'il est avec d'autres, et tenu en main, non par le marchand ni par aucun de ses domestiques, mais par une personne désignée par l'acheteur. L'animal sera mené sur un terrain plat, et ayant un simple filet dans la bouche ; les deux rênes du filet seront tenues dans la main du domestique, le plus près possible du mors, c'est-à-dire près de la barbe du cheval. La même personne aura le bras légèrement tendu, et sera placée en face du cheval : celui-ci sera dans une attitude forcée, c'est-à-dire que le poids du corps reposera en égale proportion sur ses quatre membres, et ceux-ci reposeront parfaitement à terre. On aura soin que le marchand ou ses domestiques soient tenus à une certaine distance du cheval, car souvent un son de la voix ou un signe quelconque de la part du vendeur peut faire remuer le cheval et cacher quelque défaut.

J'ai vu des chevaux qui, en voyant sortir un mouchoir de la poche du vendeur, ou sa tabatière pour offrir du tabac aux personnes qui étaient spectatrices de la vérification du cheval, se remuer comme si on les fouettait; et il est à noter qu'un cheval qui a été maquignonné a toujours les yeux sur son maître, et qu'il est prêt à remuer au moindre signal. Si l'on s'aperçoit que, sous cette attitude, le cheval fléchisse un membre plus que l'autre, c'est une preuve qu'il est faible ou qu'il est souffrant.

On commence ensuite la vérification de la tête; on voit si elle est bien attachée, et, sans forcer l'animal avec le filet, on voit si elle est dans la direction de la diagonale d'un carré long, si elle est sèche ou grasse, et si, en un mot, elle est en rapport avec le volume du corps; si les oreilles ne portent pas à leur base une dépilation circulaire qui indique ordinairement que l'animal est difficile ou vicieux, et qu'on a mis à ces parties les instruments de punition, comme les morailles ou le serre-nez. On remarquera aussi, entre le toupet et l'oreille, s'il n'y a pas de trace ou cicatrice d'incisions verticales annonçant qu'une partie de la peau a été enlevée en forme de côte de melon pour rapprocher l'oreille. On verra également si une incision transversale n'a pas été faite du côté externe de l'oreille, vers l'extrémité supérieure de la glande parotide, qui aurait eu pour objet de couper le muscle parotido-oriculaire pour remplir le même but.

On examinera aussi si la même glande ne porte pas de traces ou cicatrices résultant, soit d'un abcès sous-parotidien, ou de l'opération barbare qui est pratiquée par des hommes ignorants, et connue sous le nom d'arrachement ou de broiement de la glande parotide.

Je passe au front. Il peut se faire que le marchand, dans l'intention de marquer le cheval en tête, ait dépilé cette partie, et ait intéressé plus ou moins le derme, pour que les poils soient blancs lorsqu'ils reparaîtront, et que le cheval ait une pelote : du rete, cette ruse ne peut guère nuire à la vente de l'animal. Si le cheval porte à cette partie des cicatrices résultant d'une contusion, le marchand ne manque pas de supposer un accident arrivé au cheval, soit au râtelier, soit avec un autre cheval.

Je passe sous silence les traces de la trépanation sur cette partie dans le cas de morve.

Le bout du nez mérite de fixer l'attention de l'acheteur, car le cheval est souvent atteint, à cette partie, d'une dépilation circulaire résultant de la pression des morailles ou du serre-nez, comme aussi des contusions ou plaies contuses faites sur cette partie, l'animal s'abattant. La bouche exige une attention très-sévère lors de l'acquisition du cheval : 1° voir si la langue n'est pas coupée ou blessée par le mors de la bride ou du filet, ou de la longe du licou ; 2° voir s'il n'a pas une denture vicieuse, c'est-à-dire si les molaires frottent également sur leurs tables en égale proportion ; examiner si, pour faire paraître un animal plus vieux lorsqu'il a encore des dents de lait, l'on n'en aurait pas arraché quelqu'une pour faire paraître l'animal plus âgé. J'ai vu, à ce sujet, un mulet d'un an auquel on avait arraché les pinces et les mitoyennes des deux mâchoires, pour faire voir que l'animal *tombait*, pour me servir d'une expression vulgaire tout à la fois, pour quatre ans : à peine le coin de lait sortait ; mais les plaies résultant de l'extraction des dents se cicatrisèrent, et l'animal resta ainsi jusqu'à l'âge de deux ans et demi à trois ans, où les pinces de remplacement parurent.

Ainsi, lorsqu'on a arraché une dent à un cheval pour le faire paraître plus âgé que ce qu'il est, on reconnaît la fraude en ce que la dent de remplacement, qui fait son irruption avant celle dont on veut faire remarquer la sortie, présente une conformation toute spéciale. Comme c'est à peu près à un an d'intervalle que les dents d'adulte ou de remplacement font irruption, il s'ensuit de là que, lorsque la dent mitoyenne de remplacement fait son irruption, le bord postérieur de la pince a commencé de frotter, mais il n'est pas au niveau du bord antérieur. Quant c'est le coin de lait qui a été arraché, malgré que la cicatrice de la plaie alvéolaire de la dent ne soit pas fermée, le bord postérieur de la mitoyenne se trouve dans les mêmes conditions que celui de la pince.

Lorsqu'on achète un cheval avant qu'il ait des dents de remplacement, le marchand ne manque pas de vous dire qu'il va *tomber*, expression vulgaire qui veut dire qu'il va pousser ses dents de remplacement; et pour prouver, en effet, que la chute des dents de lait va avoir lieu, il ne manque pas, avec l'ongle, de les disséquer à leur collet pour faire voir qu'elles sont déjà colletées, et que leur chute aura lieu prochainement. Mais on reconnaîtra cette ruse en ce qu'à mesure qu'une dent de lait tombe, celle de remplacement se fait jour à travers la muqueuse buccale, et en arrière de la précédente lorsque les chevaux sont arrivés à un certain âge. Après six ans, les marchands ont intérêt à les faire paraître plus jeunes; et, sous ce rapport, comme ce sont les dents sur lesquelles on fonde la connaissance précise de l'âge, ils ne manquent pas, en effet, d'employer des moyens sur ces organes pour tâcher de les faire paraître comme lorsque l'animal n'avait que tel âge. En effet, c'est de l'âge de six à sept ans que, chez beaucoup de chevaux, le coin de la mâchoire supérieure présente une échancrure vers son angle postérieur; à mesure que l'animal avance en âge, cette échancrure s'accroît, et l'angle postérieur de ce même coin vient frotter l'angle postérieur que présente le collet de la dent du coin de la mâchoire inférieure. Les marchands ont le soin de couper l'angle postérieur du coin de la mâchoire supérieure pour montrer qu'elle ne porte pas d'échancrure, et que l'animal n'a que six ans; mais si on fait attention au coin de l'inférieure, on verra que son collet présente une surface de frottement dû à la portion de la dent retranchée, et que le bord postérieur de la même dent est au niveau de l'antérieur, et qu'il est souvent rasé, ce qui annonce que le cheval a huit ans.

Fausses cavités qu'on donne aux dents incisives. — Au moyen d'un burin, on tâche de creuser les dents pour faire paraître que l'animal a tel âge. Mais comme il se trouve, dans la structure des dents incisives, deux cavités, l'une allant en se rétrécissant, du dehors en dedans, c'est-à-dire de la table de la dent vers l'origine de l'organe, et que l'autre prend son origine à l'extrémité de la racine de la dent pour se porter vers le milieu du centre de cet organe, il résulte de là deux cavités dentaires : l'une, qui prend son origine en dehors à la table de la dent, et qui vient, en diminuant, vers le centre de l'organe, est appelée cornet dentaire extérieur à cause de la ressemblance qu'on a cru lui trouver avec un cornet ; l'autre, allant de la racine vers l'extrémité libre ou supérieure de la dent, est appelée cornet interne ou postérieur. Ces deux cavités présentent chacune un cul-de-sac, quand on scie une dent dans le sens vertical ; mais le cornet externe ou extérieur présente ou est revêtu d'un émail qu'on appelle émail central, et qui est le même que celui qui entoure toute la circonférence des dents ; il a la même dureté et offre les mêmes caractères physiques.

C'est sur le creux des dents que les marchands tâchent de faire paraître plus jeune un cheval après qu'il a passé six ans ; et ils se fondent sur les creux qu'on a pratiqués aux dents pour simuler les cornets naturels ; mais l'expérience est là, ainsi que la vérité, pour en juger. A huit ans, si l'animal n'est pas *begu*, toutes les dents sont rasées, c'est-à-dire que le cornet dentaire extérieur a presque disparu, et qu'il se rapproche du bord postérieur de la dent (d'après Girard, traité de l'âge du cheval et des autres animaux domestiques). Lorsqu'on a creusé une dent, le nouveau creux n'est pas entouré de l'émail qui fait toujours exubérance dans le creux naturel.

On reconnaît encore que les dents ont été travaillées, en ce que l'animal s'obstine à se laisser ouvrir la bouche ; et les marchands ont le soin de faire mâcher au cheval du poivre ou du gingembre, ou autres sialagogues, afin de provoquer une sécrétion surabondante de salive pour masquer la fraude.

On reconnaît encore à la forme des tables des dents et à la direction respective qu'elles ont entre elles, et qui donne à la mâchoire telle ou telle forme ou telle direction, que l'animal n'a pas l'âge qu'on lui suppose. Je renvoie, pour plus amples détails là-dessus, au traité de l'âge des animaux domestiques, par M. Girard.

L'examen des naseaux mérite également l'attention de la part de l'acheteur, en ce que souvent le cheval peut avoir un commencement de morve, et ne jeter que par un seul naseau. Alors le vendeur, pour masquer cet écoulement, introduit une éponge dans ce naseau pour empêcher les mucosités de s'écouler au dehors : on doit, indépendamment de l'examen de la membrane des naseaux, sentir si l'air sort librement et en égale proportion par ces deux orifices. Les salières méritent aussi l'attention de la part de l'acheteur : souvent elles sont creuses ; et alors le marchand, avant de mettre l'animal en vente, a le soin, avec une grosse épingle, de percer la peau au milieu de cette partie, de la détacher avec le même corps piquant et en rond d'avec le tissu cellulaire sous-cutané, afin d'introduire, au moyen de la bouche, de l'air dans cette partie pour faire paraître les salières proéminentes lorsqu'elles sont creuses : on reconnaît cette ruse en ce que les parties sont douloureuses à l'attouchement, et que cette proéminence artificielle est bien différente de celle formée par la nature. Indépendamment de ce signe, on voit encore du sang provenant de la plaie faite par la piqûre, et l'espèce de crépitation que l'on sent au moyen du doigt comme dans toutes les tumeurs emphysémateuses dues à la présence du fluide élastique. Les paupières méritent également l'attention de la part de l'acheteur dans les chevaux qui ont atteint l'âge de quinze ans : dans les chevaux qui sont noirs, bais ou alezans, ces parties se recouvrent des poils blancs; et alors on dit que le cheval est marguerité. Le marchand qui a intérêt à vendre le cheval, a le soin de noircir cette partie si le cheval est noir, et de donner une couleur uniforme aux poils de ces parties si l'animal est alezan : on reconnaît, dans l'un comme dans l'autre cas, qu'on a donné une couleur factice aux poils qui recouvrent ces parties, en ce que, chez le cheval noir, les poils qui recouvrent ces parties sont plus foncés en couleur, ainsi que chez l'alezan, parce que les poils de couleur naturelle ont participé de la couleur tinctoriale factice. Le bord de la paupière supérieure, au lieu de décrire un arc de cercle à peu près régulier dans le cheval dont les parties environnantes sont bien conformées, cette conformation, au lieu d'être comme je l'indique, est quelquefois différente, et présente la forme d'un angle droit dont le sommet est dirigé vers le front; et alors les deux paupières offrent un aspect triangulaire, et donnent au cheval un regard tout singulier : il ressemble, à quelque chose près, au regard qu'a le cheval atteint du tétanos. Les paupières supérieures ainsi conformées, annoncent que le cheval est ombrageux. Cette espèce de rétraction de la paupière supérieure indique que l'angle visuel est trop écarté, et que les rayons lumineux émanant des objets que l'animal regarde ne font qu'arriver en avant du globe de l'œil d'une manière très-oblique; cela fait que les objets qui sont vus de près ne le sont que d'une manière imparfaite. Ordinairement toutes ces sortes de chevaux dont la paupière supérieure est ainsi conformée, ont le front large, l'arcade orbitaire très-proéminente; cela fait que le globe de l'œil est plus enfoncé dans l'orbite, et, par conséquent, comme je l'ai déjà dit, l'angle visuel plus écarté : aussi ces chevaux s'effraient-ils au moindre bruit qu'ils entendent auprès d'eux, et comme aussi au moindre objet qui leur passe au-devant. Souvent les paupières portent de longs poils qui sont les mêmes que ceux qu'on observe à l'orifice externe des naseaux : tant les uns que les autres sont de la nature du crin.

Les marchands les arrachent pour montrer que l'animal est jeune : c'est ordinairement l'apanage des vieux chevaux. L'espace inter-maxillaire mérite aussi l'attention de l'acheteur, non indépendamment de sa belle conformation, mais sous le rapport pathologique.

Souvent des plaies fistuleuses existent dans cette partie; elles reconnaissent pour cause, tantôt la carie d'une des dents molaires de la mâchoire inférieure, tantôt la suppuration des ganglions lymphatiques inter-maxillaires; d'autres fois ces mêmes fistules sont le résultat d'une plaie provenant de l'extirpation de ces mêmes ganglions, qu'on extirpe dans le cas de morve, opération qui est connue, en terme d'hippiatrique, sous le nom de *déglander*. Le marchand ne manque pas de vous dire que ces plaies fistuleuses résultent de ce que le cheval vient de jeter ou jette encore sa gourme, que ce sont des plaies provenant d'un abcès inter-maxillaire qu'on a ouvert. Si l'animal n'a pas atteint encore l'âge de cinq ans, il est facile de reconnaître si ces ouvertures ou incisions ont été faites par l'art dans le but de donner écoulement à un abcès purulent formé dans l'espace inter-maxillaire. Si l'on a été obligé d'avoir recours à l'art, et que ce soit au moyen d'un bistouri qu'on ait fait la ponction de l'abcès, on verra les traces de l'incision franches et ayant une tendance à cicatrisation, et une induration plus ou moins prononcée existant au pourtour de la solution de continuité. Si c'est au moyen d'un bouton de feu (cautère actuel) qu'on a ouvert l'abcès, et s'il y a très-peu de temps que la ponction de cet abcès ait été faite, une escarre noire se fait remarquer au pourtour de l'ouverture ; cette escarre est due à la portion de peau carbonisée sur ce point par le calorique. Comme des abcès peuvent se former à toutes les époques de l'âge du cheval, de l'âne ou du mulet, dans l'espace inter-maxillaire, on ne prendra des animaux ayant des plaies avec écoulements inter-maxillaires qu'autant qu'il sera reconnu qu'elles auront été faites, par l'instrument tranchant ou le cautère actuel, pour donner écoulement au pus. Celles qui sont faites sur cette partie pour extraire des ganglions indurés, dans le cas de morve, sont très-faciles à reconnaître : les bords de la plaie longitudinale sont frangés à droite et à gauche par la suture bourdonnée qui a été pratiquée à cette partie après l'extraction du ganglion. Les marchands, pour masquer les fistules qui ne sont pas le résultat d'une opération faite par l'art, ont le soin de bien nettoyer la partie, de laisser le poil long et crépu autant que possible, et de saupoudrer l'orifice de la fistule avec de la poussière, après avoir pressé le trajet fistuleux pour faire sortir le pus. Souvent le canal de la glande parotide est ouvert dans cette partie-là ; et quoique cette fistule salivaire soit guérissable, on ne doit jamais acheter un cheval avec une pareille lésion. Je passe maintenant à l'encolure du cheval : elle peut porter des plaies à son extrémité postérieure et à son bord inférieur, là où est la crinière, à l'endroit où repose le collier. Si, à l'endroit dépilé, on voit que les crins sortent çà et là, et que la peau soit très-épaisse dans cette partie, qu'elle soit ridée, qu'elle présente, dans son épaisseur, des petits trous ressemblant aux trous du bois vermoulu, c'est une preuve que l'animal est atteint d'une dartre rongeante à cette partie, qui est une espèce de *lupus vorax :* les chevaux entiers, ainsi que les mulets également entiers, à forte encolure, y sont très-exposés, et surtout le dernier plus qu'aucun de son espèce. Lorsque les marchands vendent des animaux atteints de pareilles maladies, ils ne manquent pas de vous dire que c'est une blessure du collier, et que l'animal a travaillé, ou bien qu'il s'est blessé par la corde, étant accouplé avec un autre : expressions dont les marchands se servent lorsqu'ils mènent des chevaux en troupe. On ne doit jamais acheter aucun cheval avec des plaies sur ces parties, et offrant les caractères que je viens de signaler. Si le bord supérieur de l'encolure mérite l'attention de la part de l'acheteur, le bord inférieur doit l'attirer aussi. Souvent la conformation des fosses nasales, ou des productions morbides et organisables peuvent se développer dans cette cavité, et gêner le passage d'air propre à la respiration de l'animal, gêne peu sensible dans le repos, mais qui augmente beaucoup dans l'exercice, au point de faire tomber l'animal comme par asphyxie ; et alors l'animal fait entendre une respiration bruyante, connue sous le nom de cornage, maladie, à la vérité, qui est rédhibitoire. Lorsque les causes du cornage sont dues aux deux causes précitées, ou à la paralysie de quelques muscles constricteurs du larynx, et que la gêne de la respiration ne se fait remarquer que pendant l'exercice, on pratique à la trachée artère, après avoir incisé la peau d'un ou deux pouces de long et avoir disséqué les muscles, une ouverture assez suffisante pour donner passage à l'air qui doit entrer et sortir des poumons ; on place dans cette ouverture un tube creux et recourbé se dirigeant vers les poumons, au pavillon duquel tube on attache deux cordons fixés au bord supérieur de l'encolure pour le maintenir en place. Une opération ainsi pratiquée à la trachée porte le nom de trachéotomie : cette opération, toute simple qu'elle est, laisse des traces de son existence, qu'on reconnaît à l'enfoncement et à la dépression de la trachée sur ce point, ainsi qu'à la cicatrice longitudinale faite à la peau. Cette opération se pratique aussi dans le cas de croup, pour permettre à l'animal de respirer. On ne doit pas acheter un animal solipède portant des traces de la trachéotomie.

Les gouttières jugulaires méritent également l'attention de l'acheteur : c'est sur les veines du cou que les marchands pratiquent très-souvent des saignées ; or, comme la physiologie pathologique nous apprend que la saignée provoque la soif par la diminution notable du sérum du sang qu'on extrait du torrent circulatoire, et que ce même sérum est remplacé par l'eau, il s'ensuit de là que, pour faire paraître du flanc à un animal qui est levretté, on le saigne très-souvent, on ne lui donne que du foin, et qu'on le laisse boire à satiété pour distendre le ventre au-delà des limites que la nature lui avait assignées, ce qui fait paraître à l'acheteur que l'animal est dans les conditions requises. Si on remarque beaucoup de saignées sur le trajet de la jugulaire, c'est une preuve que l'animal est sujet aux maladies inflammatoires, et on ne doit pas l'acheter. Souvent une des veines jugulaires, et principalement la gauche, n'existent pas sur une partie du trajet de la gouttière : cette atrophie est due à une phlébite occasionnée par un thrombus par suite d'une saignée.

Souvent même on met en vente des animaux atteints de thrombus à l'une des veines jugulaires : comme ces cas pathologiques peuvent plus ou

2

moins compromettre la vie de l'animal, on ne doit pas en acheter avec de pareilles lésions. Souvent à la base de l'encolure, et surtout à ses faces latérales, on voit des traces de blessures résultant des plaies occasionnées par le collier; le marchand ne manquera pas de vous dire que ces blessures sont en faveur de l'animal; qu'il est, vulgairement parlant, ce qu'on appelle franc du collier. Mais si la peau de l'animal est délicate, qu'on remarque des traces de ces blessures au bord inférieur de l'encolure, et que, au moindre attouchement avec la main sur ces parties, l'animal éprouve de la sensibilité, c'est une preuve qu'il a la peau très-délicate, et qu'il sera très-souvent blessé par le collier; on ne doit pas, par conséquent, acheter un pareil cheval.

Pour le garrot, souvent l'animal peut avoir cette partie basse : on dit alors vulgairement que le cheval est bas du devant; comme c'est un défaut nuisible à tout cheval, quel que soit le service auquel on le destine, parce qu'il le dispose à buter et à broncher, le marchand a le soin, pour pallier ce défaut, de placer le cheval sur un terrain incliné, en ce que le train antérieur soit plus élevé que le postérieur. Nous passons sous silence le dos, et nous arrivons aux reins : ces parties-là peuvent être faibles; mais comme l'examen de cette partie nécessite la marche de l'animal, j'en parlerai en traitant des allures pour éviter toute répétition. Je passe maintenant à l'examen de la croupe. Lorsque le cheval a la croupe mal conformée, qu'elle est ce qu'on appelle avalée, que les hanches sont saillantes, et que l'animal a des poils longs et crépus, comme dans les chevaux de race commune et chez le mulet, le marchand ne manque pas de passer sur les poils qui recouvrent les parties prominentes une pêle rougie au feu pour brûler les poils de ces parties, d'étriller à rebrousse-poil ceux qui recouvrent les parties concaves, et de poudrer ces mêmes poils avec de la poussière : tout ceci est fait dans l'intention de rendre la croupe de l'animal, qui est défectueuse, plus agréable aux yeux de l'acheteur.

Lorsque les chevaux sont maigres, surtout ceux de race commune et les mulets, on a le soin d'étriller l'animal à rebrousse-poil, surtout sur les côtes, d'enduire ces mêmes poils légèrement, soit avec du miel ou de la mélasse, et de les saupoudrer avec de la poussière pour les tenir hérissés et pour faire paraître que l'animal est gras. La queue mérite aussi l'attention de la part de l'acheteur; car souvent une queue est dépourvue de crins. Les marchands ont le soin, en troussant la queue du cheval, d'y mettre des crins d'un autre cheval de la même couleur, pour faire paraître qu'elle est garnie de crins lorsqu'elle en manque. Souvent le marchand, pour faire paraître que l'animal porte sa queue en trompe, ou horizontale, met une substance mordicante dans l'anus du cheval; mais l'attouchement opportun que déterminent ces substances sur la membrane muqueuse du rectum, fait que l'animal, lors de l'allure, soit au pas, soit au trot, etc., tient la queue toujours en trompe. Si, lors du repos, on saisit cet organe vers le milieu ou près du tronçon pour le relever, et comme devant servir de dynamomètre pour reconnaître l'énergie musculaire du cheval, alors l'animal offre une résistance considérable, à cause du picotement qu'il éprouve dans le rectum, et l'acheteur se trouve ainsi trompé; mais on reconnaît cette fraude en ce que l'animal en repos dans l'écurie, ou tenu en main, éprouve de l'anxiété, et qu'il se laisse difficilement toucher sur la croupe. L'anus mérite l'attention de l'acheteur : je ne parle pas de la fistule résultant du trou qu'on appelle *rossignol*, qu'on pratique au-dessus de l'anus, croyant remédier à la pousse, mais bien de la conformation de l'orifice anal, qui, lorsqu'il est plus ou moins béant, et au lieu de présenter une ouverture ronde, la présente, au contraire, ovale : c'est ce qui indique que le cheval est *vidar*, surtout quand à ceci se joignent des flancs creux. Les marchands ont le soin, pour faire paraître que le cheval n'est pas *vidar*, de lui donner à manger des substances avides d'eau, comme des fèves, des châtaignes ou des glands de chêne. Souvent les marchands vendent des chevaux entiers, et les font passer pour des chevaux hongres, en disant qu'ils ont été bistournés; mais on reconnaît que l'animal n'a pas été bistourné, quoique le testicule soit peu apparent. Si, à la partie antérieure de ces organes, on touche un corps cylindrique et comme fluctuant, c'est l'épidydime : c'est ce qui annonce que l'animal n'a pas subi l'opération qu'on supposait, ou bien qu'il a été manqué, et que le cheval est entier. Chez la jument, il arrive souvent qu'on en vend qui sont pleines depuis très-peu de temps, et dont aucun signe ne peut faire connaître l'état de gestation, ou bien d'autres qui ont mis bas. On reconnaît que la jument a mis bas, ou qu'elle a supporté une copulation, en ce que la vulve est ridée, non-seulement sur ses bords, mais à sa face externe; ses bords internes, quoique ridés dans le sens latéral chez les juments vierges, présentent, chez celles qui ont mis bas, les rides plus flasques, et les lèvres de la vulve sont plus pendantes ; la commissure supérieure du même organe semble se continuer avec le rectum, comme si jamais il n'avait existé de périnée, et les mamelles sont plus ou moins flasques et aplaties dans le sens latéral.

L'examen des flancs mérite aussi l'attention de la part de l'acheteur. Lorsqu'ils sont creux, cela indique que le cheval est *vidar* : c'est à leur mouvement qu'il faut faire attention, tant dans le jeune âge qu'après l'âge de cinq ans. Dans le jeune âge, si les mouvements sont irréguliers, c'est une preuve que le cheval est malade, et que c'est principalement dans la poitrine que se trouve le siége de la maladie; et comme ces maladies, quoique guérissant, laissent des altérations plus ou moins profondes dans le lieu où elles ont siégé, et prédisposent les animaux à en contracter de nouvelles sur ce point, les marchands ne manquent pas de vous dire, si l'animal n'a pas encore atteint l'âge de cinq ans, que le cheval jette les gourmes; mais il ne faut pas s'en laisser imposer par de pareilles objections. Il est facile de différencier la gourme des maladies de poitrine; car la première se présente presque toujours avec des abcès inter-maxillaires, ou des engorgements des ganglions de ces parties, comme je l'ai dit en parlant de l'examen de l'espace inter-maxillaire. Lorsque le cheval a atteint l'âge de six ans et au-dessus, on doit examiner les flancs attentivement, tant dans le repos qu'après l'exercice, pour voir si l'animal n'est pas atteint de l'affection connue sous le nom de *pousse*. Malgré que cette maladie soit rédhibitoire, pour éviter toute contestation, on doit s'en assurer autant que possible, en examinant le cheval qu'on se propose d'acheter.

Le ventre mérite l'attention de la part de l'acheteur, non-seulement par son trop gros volume, mais aussi par les tumeurs dont il est très-souvent le siége. Tantôt c'est une hernie; tantôt c'est un œdème au-dessous du ventre ; d'autres fois c'est une tumeur plus ou moins étendue, très-sensible au toucher, dure et présentant parfois de petits points fluctuants : une tumeur de cette nature est farcineuse, et la seconde un œdème qui annonce tantôt un commencement d'hydropisie du ventre ; la première est une hernie connue, en pathologie, sous le nom d'éventration. Quoique le marchand cherche à vous persuader que ce n'est rien, il vous dira que ces tumeurs ne sont que le résultat d'une contusion, d'un coup de pied, par exemple, ou que le cheval s'est pris dans la barre. Il ne faut pas s'en laisser imposer par de pareilles objections ; il ne faut jamais acheter un cheval avec de pareilles tumeurs à cette partie.

La poitrine exige aussi un examen très-attentif lorsqu'on achète un cheval. Indépendamment de son étroitesse, elle présente souvent des côtes enfoncées, des traces de sétons, des marques de vésicatoires à ces parties latérales et inférieures, c'est-à-dire au passage des sangles. Quoi qu'en dise le marchand, il ne faut jamais acheter un cheval qui porte, à ces parties, des marques d'exutoires, parce que cela indique que l'animal a été atteint d'une maladie de poitrine; qu'il n'est peut-être guéri qu'incomplètement, ou que la maladie a laissé les organes dans lesquels elle a siégé dans un état de diathèse purulente ou tuberculeuse, et que cette affection peut se renouveler à la moindre cause.

Le poitrail demande un examen sévère, non-seulement par la marque des sétons ou trochisques qu'on place à cette partie, mais par son étroitesse et son enfoncement en dedans dans la poitrine. A mon avis, il ne faut jamais acheter un cheval avec un poitrail ainsi conformé, parce que cela indique une poitrine trop étroite, et que le cheval sera suffoqué au moindre exercice et prédisposé aux maladies de poitrine.

L'ars antérieur exige encore un examen aussi attentif que les autres parties dont nous avons parlé. On saigne souvent à la veine de ce nom dans le cas d'effort de l'articulation scapulo-humérale, ainsi que dans le cas de fourbure des membres antérieurs; on ne doit jamais acheter un cheval portant des traces de saignées à cette partie, parce qu'il peut avoir été atteint de l'une des deux maladies que je viens de nommer, et qui peuvent, au moindre travail, se renouveler.

Si la tête et le tronc du cheval méritent l'attention de la part de l'acheteur, sous le rapport des tares, les membres exigent, sous ce même rapport, une attention encore plus exacte et rigoureuse, vu que c'est sur ces quatre colonnes que repose tout l'édifice qui s'écroulerait infailliblement si elles étaient trop faibles ou viciées dans leur construction : c'est ce dont je vais m'occuper, en commençant par les membres antérieurs. Les épaules méritent un examen exact de la part de l'acheteur; elles sont souvent le siége de traces de sétons ou de dépilations provenant des frictions irritantes qu'on a faites sur ces parties, ayant eu pour objet de faire disparaître des claudications ou boiteries ayant leur siége dans les épaules. On ne doit jamais acheter un animal portant de pareilles marques sur ces parties. Souvent l'extrémité supérieure de l'épaule est très-volumineuse, et le marchand trouve ceci une qualité quand le cheval est ainsi conformé : il s'exprime en disant que l'animal a l'épaule ronde. A mon avis, c'est un défaut en ce que le collier repose trop sur cette partie, gêne le mouvement de l'épaule d'arrière en avant; l'animal se blesse sur cette partie, et souvent même il boite, s'il est destiné à la selle. Souvent l'extrémité antérieure du panneau vient toucher cette partie lorsque l'animal est mal harnaché, et peut le faire boiter. Quelquefois l'épaule présente, en arrière de l'apophyse acromienne, un enfoncement tel que la peau semble collée à l'os sur cette partie; ceci est dû à l'atrophie des muscles sous-acromio-trochitériens. Dans ce cas, comme dans le précédent, on ne doit pas faire l'acquisition de l'animal avec des épaules ainsi conformées. Souvent, lorsque le cheval est en action, soit dans l'allure du pas ou du trot, le mouvement de l'épaule d'arrière en avant est à peine sensible : on dit que le cheval a les épaules chevillées; on ne doit pas non plus en faire l'acquisition.

Je passe à l'examen de l'avant-bras. Il peut se faire que, dans le but de guérir quelque maladie, un guérisseur ignorant ait fait la ligature de la veine cubitale qui rampe à sa face interne, et qu'on pourrait appeler veine radiale, s'il m'était permis de le dire; on doit alors se méfier, et ne pas faire l'acquisition de l'animal : comme aussi cette veine porte souvent les cicatrices des saignées qui ont été pratiquées dans le cas de fourbure ou dans le cas de claudication de ce même membre. Tout ceci doit faire tenir l'acheteur sur ses gardes s'il ne veut pas être trompé, c'est-à-dire qu'il doit regarder le membre de près. Souvent l'extrémité inférieure de ce même rayon porte en dehors une dilatation capsulaire dont le volume peut varier depuis celui d'une noisette jusqu'à celui d'une grosse orange. Cette dilatation capsulaire est due, selon moi, à la distension des ligaments qui entourent les capsules synoviales qui, à leur tour, entourent les tendons des muscles qui prennent leur origine à l'humérus, et qui vont s'insérer aux phalanges, comme précisément l'épitroklo-préphalangien. Le marchand ne manque pas de vous dire que cette tumeur est le résultat d'un coup de pied qu'a reçu l'animal; mais on est bientôt détrompé, en ce que, si l'on porte la main sur la tumeur, elle n'est ni chaude ni rénitente ; au contraire, elle est fluctuante comme toutes les tumeurs synoviales. On ne doit pas acheter un cheval avec une pareille tare.

Je passe à l'examen du genou. Cette articulation très-complexe mérite un examen sérieux. Il peut se faire qu'il soit le siége de tumeurs osseuses, qu'on appelle osselets, sur une partie ou sur toutes ses surfaces : on dit alors que le genou est cerclé. On ne doit pas acheter un cheval ainsi taré. Comme aussi le genou peut être le siége, au côté interne, de tumeurs synoviales qui gênent considérablement ses mouvements, et nuisent par conséquent au service de l'animal.

Souvent la capsule sous-cutanée du genou devient très-volumineuse par la distension insolite qu'elle éprouve, par la surabondance de synovie qu'elle contient, et gêne les mouvements de l'organe. J'appelle cette tumeur *hygroma*, à cause de la ressemblance et de l'analogie qu'elle a avec celle qu'on trouve au genou de l'homme, surtout chez les personnes dont la face antérieure des genoux fléchis repose sur des corps durs, comme les ramoneurs, les blanchisseuses, et celles qu'un excès de zèle religieux porte à rester long-temps à genoux. La même face antérieure du genou du cheval porte souvent des traces de plaies contuses, et même des plaies du même nom : dans le premier cas, on dit que le cheval a été couronné, et, dans le second, on dit qu'il est couronné. Ces plaies contuses indiquent que le cheval est faible sur ses membres, et qu'il s'est abattu en trottant, ou qu'il s'abat au moindre exercice. Le marchand, qui sait qu'un cheval ainsi taré a peu de valeur, ne manque pas de trouver un moyen pour cacher ce défaut ou tare. Si la plaie contuse est cicatrisée, et que le derme n'ait été lésé qu'à moitié, les poils, là où a eu lieu la contusion, sortent blancs. Si le cheval est noir, on teint la partie avec du noir de fumée ou une autre substance colorante pour rendre les poils de couleur uniforme. Si l'animal est gris, on emploie les mêmes moyens; s'il est bai ou alezan, au moyen de la dissolution de nitrate d'argent fondu (pierre infernale), on lotionne la partie, et les poils, de blancs qu'ils étaient, deviennent châtains; mais il est facile de reconnaître la fraude en portant la main sur la partie, en ce que l'on reconnaît au tact que la peau n'est pas souple ; il existe une induration du tissu cellulaire sous-cutané. Si l'animal n'a été couronné que d'un genou, et que cette partie se trouve dans les mêmes conditions que je viens de signaler, le vendeur ne manque pas de vous dire que l'animal s'est fait cette lésion en mangeant l'avoine, en se heurtant le genou contre la crèche. Dès l'instant qu'on reconnaît qu'un cheval a été couronné, ou qu'il vient de l'être, en un mot, il ne faut pas l'acheter.

La face postérieure du genou présente aussi des plaies transversales qu'on appelle malandres, et que j'appelle crevasses. Souvent il n'y a que les traces de ces ulcères desquels on a pu arrêter momentanément l'écoulement morbide, et le marchand vous dit que ces plaies sont dues à ce que le cheval s'est pris dans sa longe, ou qu'il s'était pris dans sa longe si l'écoulement a cessé. Dans l'un comme dans l'autre cas, on ne doit pas acheter un cheval avec une pareille lésion ou avec ces traces.

Le canon mérite aussi l'attention de la part de l'acheteur : très-souvent son extrémité supérieure et interne, en se dirigeant vers le milieu du corps de l'os et à sa face postérieure, présente une tumeur dure, indolente : c'est ce qu'on appelle *suros*. Selon moi, cette exostose est due à l'ossification trop précoce du cartilage inter-osseux qui constitue une véritable symphyse entre l'os du canon et ses péronés, symphyse qui se soude très-promptement chez les chevaux qu'on fait travailler trop jeunes ; et comme la force régénératrice ou l'élément régénérateur (la fibrine du sang) est très-abondante à cet âge, il s'ensuit de là que la nature envoie plus qu'il ne faut de matériaux sur ce point; et que là où il ne devait y avoir qu'une simple soudure par juxta-position, il y a une exostose occasionnée par l'inflammation du périoste.

Souvent ce qu'on appelle *suros* à cette partie n'est qu'une callosité du tissu cellulaire de la partie indurée, mais avec un noyau osseux; au moyen d'une opération que je pratique lorsque ce n'est qu'ainsi, j'enlève la tumeur, et l'animal peut travailler.

Mais lorsque la tumeur est dure, qu'elle se dirige vers le tendon, elle est très-souvent incurable; elle fait boiter le cheval par l'attouchement opportun qu'éprouvent le ligament carpo-phalangien pour le membre antérieur, et le ligament carpo-métatarsien pour le postérieur, sur une surface enflammée comme l'est le périoste qui recouvre cette exostose commençante: de plus, l'animal tient sa jambe légèrement fléchie; elle ressemble à la jambe arquée qui reconnaît parfois la même cause. On ne doit jamais acheter un cheval avec un *suros* en dedans, c'est-à-dire du côté interne du canon et vers sa face postérieure.

Le tendon mérite aussi l'attention de la part de l'acheteur: il peut se faire qu'il soit le siége d'un engorgement vers les deux tiers supérieurs avant d'arriver au pli du genou, engorgement qui est dû à l'induration du tissu cellulaire inter-tendineux par des courses rapides et forcées, et qui tend à faire arquer la jambe à mesure qu'il augmente de volume, comme le ferait un coin qu'on placerait entre l'os et les tendons pour faire fléchir la jambe en arrière pour le membre antérieur, et en avant pour le postérieur : cet engorgement porte le nom de ganglion, nom donné ainsi par Lafosse à cet engorgement, qui n'est pas du tout un ganglion, mais une induration du tissu cellulaire inter-tendineux. On ne doit pas acheter un cheval avec de pareilles tares. Souvent le tendon peut aussi être le siége de plaies contuses ou de contusions : c'est ce que l'on appelle nerf-férure, nerf-féru, pour désigner que l'animal, en trottant, s'est donné un coup sur le tendon avec la pince du fer de derrière. On reconnaît la nerf-férure d'avec le prétendu ganglion de Lafosse, en ce que l'engorgement dû à la contusion occasionnée par la pince du fer de derrière sur le tendon de devant présente une dépilation ressemblant à une coupure avec peu d'engorgement, et qui se borne au tissu cellulaire sous-cutané de cette partie en forme de nodosité, sans jamais avoir une tendance à se diriger en avant, mais à provoquer une légère infiltration dans les parties les plus déclives. Si l'on reconnaît que la nerf-férure tienne à ce que le cheval soit trop bas de devant, et par l'excessive longueur des membres postérieurs, on ne doit pas l'acheter.

Souvent la peau qui recouvre le tendon porte des dépilations qu'on appelle arêtes, queues-de-rat, lésions, selon moi, dues à une maladie locale du derme, ayant une tendance à sécréter une surabondance d'épiderme, jusqu'à amener la sécrétion ou transformation cornée. Les marchands, pour masquer ces tares, mettent, sur ces parties, des corps gras, qu'ils recouvrent ensuite avec de la bourre de lapin, suivant la robe de l'animal, pour cacher cette tare. On s'assure de la fraude en passant la main, à rebrousse-poil, sur la partie qu'on croit être le siége de la supercherie.

Le boulet est souvent le siége de molettes (tumeurs molles) reconnaissant pour cause la distension du ligament capsulaire qui entoure la capsule synoviale articulaire de cette partie. Que ces tumeurs ne soient apparentes que d'un côté du boulet ou des deux, qu'elles soient simples ou chevillées, on ne doit jamais acheter un cheval avec de pareilles tares.

Souvent on voit des molettes en dessus et un peu en arrière des grands sésamoïdes, c'est-à-dire au-dessus de ces os, et entre le tendon que nous appelons perforant, comme aussi entre ce dernier et le perforé. Malgré que ces molettes ne fassent pas boiter l'animal lorsqu'on le met en vente, il peut boiter par l'effet de la fatigue que détermine l'induration du tissu cellulaire ambiant de la capsule synoviale tendineuse : on ne doit pas acheter un animal avec des engorgements de ce genre.

Le paturon mérite aussi l'attention de la part de l'acheteur. Souvent il est le siége d'une maladie à sa face postérieure, connue sous le nom de crevasse, de même nature que celle dont nous avons parlé en traitant du pli du genou. Quelquefois cette même crevasse se propage vers le fanon, et donne lieu à un écoulement de même nature que celui qui vient au pli du genou. Le marchand qui a envie de vendre un cheval ainsi taré, ne manque pas de vous faire observer que la lésion en question est due à une enchevêtrure, expression qui indique, en terme d'hippiatrique, que l'animal s'est enchevêtré, c'est-à-dire qu'il a mis le paturon dans sa longe et qu'il s'est blessé.

On reconnaît l'enchevêtrure, en ce qu'elle amène toujours une dépilation de la partie, occasionnée par le frottement qu'a exercé l'animal sur sa longe pour s'en débarrasser; tandis que, dans le cas précédent, le poil existe crépu et aggloméré en mèche, et il suinte de la peau une humeur d'une odeur fétide analogue à celle du fromage pourri ; souvent même cette crevasse se propage depuis le paturon, passant sur le fanon et se propageant jusque sur le tendon. On doit rejeter de la vente un cheval atteint d'un pareil écoulement. La couronne mérite aussi l'attention de l'acheteur; elle peut être le siége d'un suintement de la même nature que les précédents, qu'on appelle mal d'âne, et d'autres fois le siége d'un ulcère qui porte le nom de crapaudin. L'un comme l'autre ont leur siége à la partie de la couronne, et doivent faire rejeter un cheval mis en vente; d'autres fois la couronne porte des tumeurs osseuses situées à sa partie antérieure ou latérale, connue sous le nom de *forme*. Le marchand, pour les cacher, si l'animal a les poils crépus en cet endroit, ne manque pas de faire hérisser le poil qui recouvre les parties les plus enfoncées, pour les faire paraître proéminents et de niveau avec la tumeur osseuse, afin de tromper la vue de l'acheteur. Cette fraude arrive fréquemment pour les chevaux de la race commune, qui ont les poils des fanons crépus comme ceux de la couronne, ainsi que les mules et mulets; le marchand a même intérêt de les faire passer dans la boue ou dans des creux à fumier, pour que ces parties se recouvrent d'ordures, afin de dérober aux yeux de l'acheteur la lésion organique qui existe.

Le sabot mérite aussi une attention très-minutieuse de la part de la personne qui achète un cheval. La paroi présente souvent des cercles qui indiquent que l'animal a été fourbu ; d'autres fois des fentes qui, pour les pieds de derrière plus que pour les pieds de devant, partent du bord supérieur du sabot, se dirigent et s'étendent même jusqu'au bord inférieur. Ces fissures portent le nom de seime ; d'autres fois elles sont situées en quartier ; plus aux pieds de devant qu'aux pieds de derrière ; plus souvent au quartier interne qu'au quartier externe, qu'on appelle seime quarte. Dans les pieds de derrière, comme dans les pieds de devant, lorsqu'elles sont situées en pince et qu'elles divisent le sabot en deux parties, on les appelle seime ou soie en pied de bœuf. Le marchand qui vend un cheval avec de pareilles tares, soit cercles ou seime, a le soin de râper le sabot pour faire disparaître les proéminences qui existent, et de mettre, dans les fentes, un corps gras pour les remplir ; souvent même on y passe une couche de vernis ; ensuite on saupoudre avec de la poussière, et on fait marcher l'animal dans la boue pour masquer toute œuvre de main. On ne doit jamais acheter un cheval avec de pareilles tares, dès l'instant qu'on les a reconnues en raclant avec un couteau ou avec du verre le pied de l'animal.

Si la paroi du sabot mérite l'attention de celui qui achète, la sole et la fourchette, à leur tour, méritent aussi de la fixer : la première, au lieu de présenter, en levant le pied, une surface concave, en présente une qui est plane ou à l'opposé (c'est-à-dire convexe); lorsqu'elle est plane, on dit que le pied est plat, et lorsqu'elle est convexe en dehors, on dit que le pied est comble. Le marchand, pour pallier ce défaut, a le soin, en faisant ferrer le cheval, de faire creuser la sole autant que possible près de la fourchette, et de faire placer sur le pied un fer dont le bord interne soit plus épais que l'externe, pour faire paraître que le pied est creux lorsqu'il est plat ou comble : ce fer se nomme, en termes de maréchalerie, *fer à la marchande.*

La fourchette est souvent le siége de la maladie connue sous le nom de *crapaud;* d'autres fois elle est le siége d'un écoulement morbide d'une odeur fétide, comme le fromage pourri, qu'on appelle fourchette échauffée. Cet écoulement détermine l'animal à frapper continuellement du pied sur le sol, au point de se déferrer. Les marchands, pour cacher ces maladies, ont le soin de remplir la sole avec du fumier : dès l'instant qu'on a reconnu ces lésions, on ne doit pas acheter l'animal. Je dois faire observer que ces maladies sont plus fréquentes aux pieds de derrière qu'aux pieds de devant, et plus particulières à l'âne et au mulet qu'au cheval.

L'examen des membres antérieurs étant terminé, je passe à celui des membres postérieurs; je passe les hanches sous silence; seulement je fais observer que tout le monde peut voir si l'une est plus haute que l'autre, si le cheval est ce qu'on appelle épointé.

Souvent elles sont le siége de plaies qui indiquent que l'animal a resté long-temps couché : on doit alors se tenir sur ses gardes en examinant le cheval, soit vieux, soit jeune, parce que ceci indique qu'il a resté long-temps sur la litière pour cause de quelque maladie. La cuisse porte souvent des cicatrices de sétons de plusieurs genres, ou des dépilations provenant des frictions irritantes faites sur ce membre, le tout dans un but de remédier à une claudication ayant son siége dans cette partie. On ne doit pas acheter un cheval avec de pareilles marques. La fesse est souvent le siége de dépilations, ainsi que de traces des sétons qui indiquent que des exutoires ont été placés sur cette partie comme dérivatifs dans un but thérapeutique. On doit se méfier de la santé de l'animal, et examiner les choses de près.

La jambe présente à sa face interne une veine que nous appelons saphène, qu'on ouvre souvent, dans le cas de vertige, pour pratiquer des saignées dérivatives; on doit faire attention s'il n'existe pas de cicatrices sur ce vaisseau lorsqu'on achète un cheval.

Le jarret mérite aussi l'attention de la part de l'acheteur; des tares de deux ordres s'y font remarquer : les unes sont dures; ce sont d'abord la courbe qui vient au condyle que présente l'extrémité inférieure du tibia; l'éparvin, tumeur osseuse qui se développe à l'extrémité supérieure et articulaire du péroné interne du canon ; la jarde ou jardon, tumeur osseuse comme la précédente, qui se développe à l'extrémité supérieure et articulaire du péroné externe du même canon. Souvent des osselets se développent autour du jarret, et même les exostoses que nous venons de signaler se réunissent ensemble et constituent ce qu'on appelle le jarret cerclé.

Les tumeurs molles qui se rencontrent au jarret sont toutes dues aux distensions capsulaires, telles que vessigon chevillé ou non chevillé, vessigon situé à la partie antérieure et interne du pli du jarret, qu'on appelle vulgairement varice ; capelet qui vient à la pointe du jarret ; les solandres qui viennent au pli du jarret et qui ont de l'analogie avec les crevasses dont nous avons parlé en traitant du pli du genou et du pli du paturon. Que le jarret soit atteint de tumeurs dures comme celles que j'ai désignées, ou de tumeurs molles comme celles que je viens d'énumérer, ou de crevasses de la même nature que celle que j'indique, on ne doit jamais acheter un cheval ainsi taré. Pour les autres tares qui viennent au restant de ce rayon, je renvoie le lecteur à ce que j'ai dit en parlant du canon et du tendon pour le membre antérieur, etc. Après que nous avons passé l'animal en revue sous tous les rapports des tares du corps, je passe à son examen lorsqu'il est en mouvement, savoir s'il n'est pas boiteux. On doit d'abord le faire marcher au pas, ensuite au trot et au galop : l'acheteur se placera de manière à voir le cheval dans les allures que je viens d'énumérer ; s'il n'est pas boîteux, si ses bipèdes reposent en égale proportion sur le sol ; pour cela, il se placera de manière à voir le cheval de profil pour le bipède latéral, puis pour le bipède postérieur, et ensuite pour l'antérieur. Dans ces deux derniers examens, il faut que le bipède postérieur masque l'antérieur, et *vice versâ* ; en un mot, qu'on ne voie que deux colonnes lorsqu'on examine le cheval vu de face, soit au pas ou au trot.

Souvent un cheval est atteint de boiterie à chaud ; et le marchand, en le faisant trotter, lui fait parcourir un court espace. Si on s'aperçoit qu'il s'obstine à le faire aller là où on lui demande, c'est-à-dire plus loin que ce qu'il ne fait, c'est une preuve qu'il est boiteux, et qu'une plus longue piste ou un plus long parcours feraient paraître la boiterie.

Si l'animal boite à froid, ils ont le soin, avant de le mettre en vente, de l'exercer pour qu'il ne boite pas aux yeux de l'acheteur. On doit toujours se méfier d'un cheval qu'on vous présente en vente tout échauffé ou suant.

Souvent le cheval qu'on livre en vente boite ;

le marchand a le soin de le faire monter par son garçon, et celui-ci de faire tourner la tête au moyen du filet sur le membre qui n'est pas souffrant, et de le frapper de l'éperon ou de la cravache du côté de la partie malade, ou sur la partie malade si c'est l'épaule, pour que, dans les mouvements désordonnés qu'il lui fait éprouver, le spectateur ne puisse pas saisir quelle est la partie souffrante. Si l'on achète deux chevaux, il faut toujours les examiner dans leurs allures l'un après l'autre. Si vous les examinez tous les deux à la fois, s'il y en a un de boiteux, la partie malade sera toujours entre les deux chevaux, pour la dérober aux yeux de l'acheteur; et si vous les forcez, en trottant, de tourner tous les deux tantôt à droite ou à gauche, lorsqu'ils tourneront sur la partie malade, comme ils savent que le cheval feindra, ils font comme si les chevaux s'entravaient ensemble : pour éviter tout cela, il faut examiner les chevaux dans leurs allures les uns après les autres. Comme aussi, dans ces sortes d'achats, le marchand a toujours intérêt de vous donner un cheval médiocre avec un bon, et de vanter les qualités de celui-ci pour cacher les défauts de l'autre.

Souvent on peut mettre en vente un cheval parce qu'il est vicieux ; et les marchands ont le soin de lui donner une certaine dose d'opium dans de l'alcool ou du vin. On reconnaît cette fraude en ce que l'opium agit sur le cheval comme sudorifique : de manière que l'animal ainsi médicamenté, lorsqu'il est mis en vente, est tout suant et semble étonné. Le marchand ne manque pas de vous dire que l'écurie où se trouve le cheval est trop chaude, ou que ses chevaux sont trop gênés. Mais si on examine l'écurie, malgré l'élévation de température qu'il veut prétexter, les autres chevaux faisant partie de la troupe où se trouve celui-là ne sueront pas, ou du moins pas comme celui en question; et, de plus, la perspiration cutanée et pulmonaire de celui-ci répandra une odeur de vin ou d'alcool, ayant aussi l'odeur de l'opium.

Je passe maintenant à la manière de reconnaître un cheval pour tel ou tel genre de service : commençons par celui de selle.

Celui-ci, à quelle race qu'il appartienne, doit avoir la tête bien attachée, l'encolure dégagée, mince sans être grêle; car il est plus facile de faire fléchir, au moyen de la bride, un cheval à encolure mince, qu'un à forte et grosse encolure. Exemple le bœuf avec le cheval : le premier a une encolure qui résiste aux plus lourds fardeaux qu'on lui adapte, et le second fléchit à la simple pression du filet sur les barres. Le garrot doit être élevé et bien uni avec les épaules; le dos horizontal; la croupe plus ou moins arrondie autant que possible, jamais avalée; la queue implantée haute, bien fournie de crins;

les flancs bien ressortis; peu de ventre; les côtes bien arrondies; le poitrail d'une largeur médiocre : trop large, il fait perdre du temps à l'animal dans ses allures, car il est alors obligé de se bercer, en quelque sorte, pour embrasser le terrain; quatre bons membres; les épaules peu chargées de chair, sans cependant être ce que l'on appelle décharnées; l'avant-bras bien musclé; les tendons bien dessinés; les jarrets nets, larges et bien évidés; plus ou moins de poils au fanon, suivant les races; de bons sabots; les quatre membres bien en rapport ensemble; qu'il soit ce que l'on appelle bien traversé; un embonpoint médiocre; se nourrissant bien; la chair ferme au toucher; un œil vif sans avoir rien d'inquiet ni de farouche; portant sa tête dans la direction de la diagonale d'un carré long, et se bridant ce que l'on appelle à pleine main; se rapprochant, pour la longueur et la hauteur du corps, de l'hippomètre de Bourgelat; c'est-à-dire qu'en tirant une ligne du garrot à terre, tombant perpendiculairement au sol, elle ait la même longueur qu'une autre ligne tirée de la pointe de l'épaule à l'angle de la fesse : voilà à peu près le tableau du cheval propre à la selle. A présent, suivant qu'il doit être employé à tel ou tel service, à un travail plus ou moins pénible, il doit être choisi plus ou moins fort.

Je passe au cheval de trait. Ce n'est pas chez

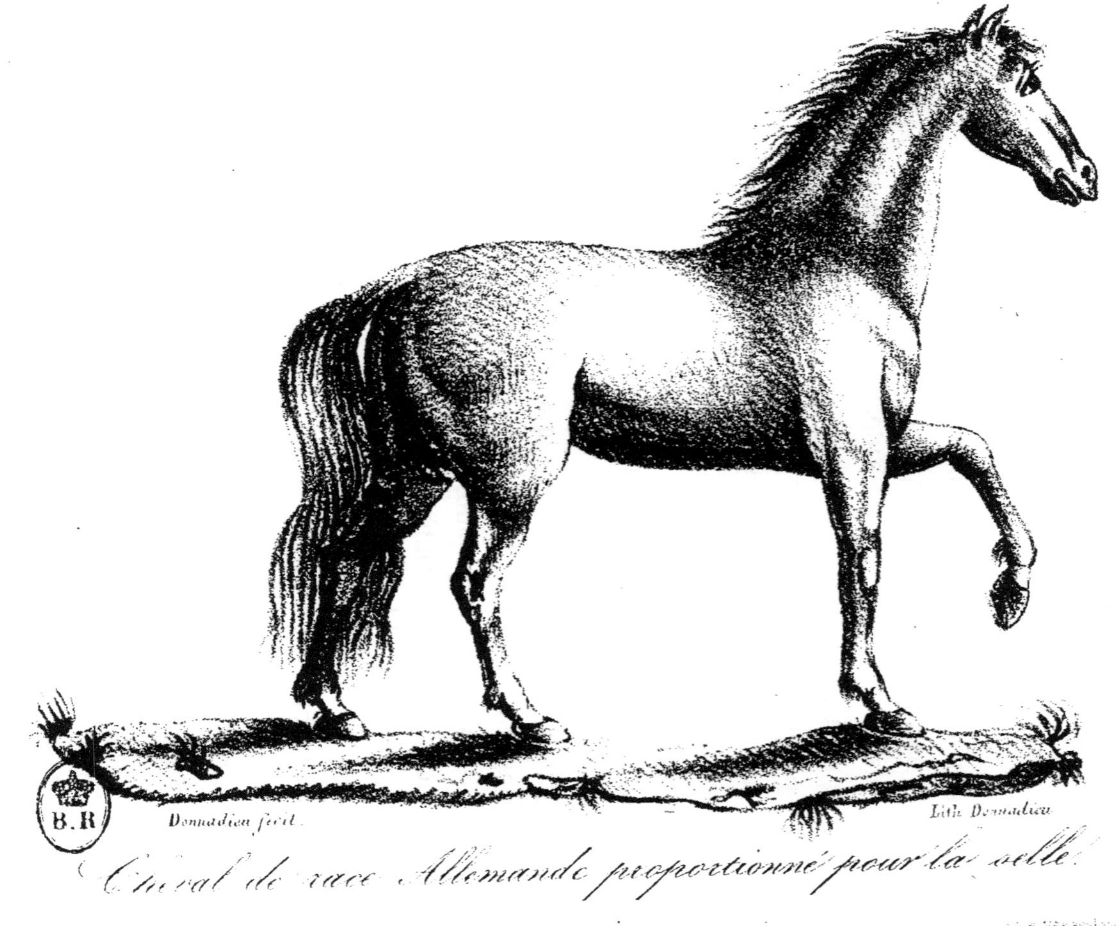

Donnadieu fecit. Lith. Donnadieu

Cheval de race Allemande proportionné pour la selle.

lui comme chez le cheval de selle : il doit avoir une plus forte tête et une plus forte encolure, un poitrail plus large, des épaules plus chargées de chair, parce que, lorsqu'il tire, indépendamment de la force musculaire qu'il déploie, il y joint le poids du corps : aussi l'on voit que, lorsqu'un cheval tire avec courage, il a une tendance à tomber. Pour le restant, il doit avoir, en proportion du volume de son corps, de bons membres et de bons jarrets surtout, comme je l'ai dit en parlant du cheval de selle. Mais les proportions de la taille avec la longueur du corps doivent être différentes chez le cheval de trait : la ligne prise de la pointe de l'épaule à l'angle de la fesse doit être plus longue que celle prise du garrot à terre; car le cheval qui tire représente un levier de second genre, et la puissance est représentée par la longueur de la colonne vertébrale, qui ne fait, en un mot, dans ce genre de levier, qu'une même ligne avec les membres postérieurs ; le point d'appui se fait sur le sol au moyen des membres antérieurs, et la résistance se trouve être au collier où sont fixés les traits. Or, on voit, d'après cela, que, si l'animal a plus de longueur que de hauteur, la puissance l'emportera sur la résistance, attendu que le bras du levier sera plus long. Le cheval de selle, lorsqu'il porte un cavalier, représente un levier du troisième genre : voilà pourquoi il faut que la colonne vertébrale soit plus courte que dans le précédent, pour favoriser la puissance. Les chevaux de trait doivent se rapprocher, autant que possible, des proportions que je viens de signaler, et être choisis, n'importe à quelle race qu'ils appartiennent, assez forts, assez vigoureux, se nourrissant bien pour le service auquel on les destine, soit pour le tirage lourd et lent ou rapide : ils doivent avoir de l'énergie musculaire, les chairs fermes, être vigoureux sans être ardents, prêts à partir au moindre signal.

J'ai omis, en parlant de l'encolure, que souvent son extrémité antérieure portait des traces de sétons ou d'autres exutoires : c'est une preuve que le cheval a eu une affection aux yeux; il ne faut pas l'acheter avec de pareilles marques.

J'ai passé sous silence les tares des yeux; mais comme il se trouve que, pour faire connaître au lecteur les maladies de ces organes, il aurait fallu que je fisse la description des membranes de l'œil, ainsi que celle des phénomènes de la vision, tout cela m'aurait entraîné dans de trop longs détails. Je renvoie, pour une pareille description, au traité d'extérieur du cheval, par M. Le Coq, professeur d'anatomie, de physiologie et d'extérieur du cheval à l'École royale vétérinaire de Lyon.

Je parle également du jarret sous le rapport de sa direction; il peut se faire que sa pointe soit

B. R[illegible] fecit — Lith. Dennadieu

Cheval Français de race commune proportionné pour le trait.

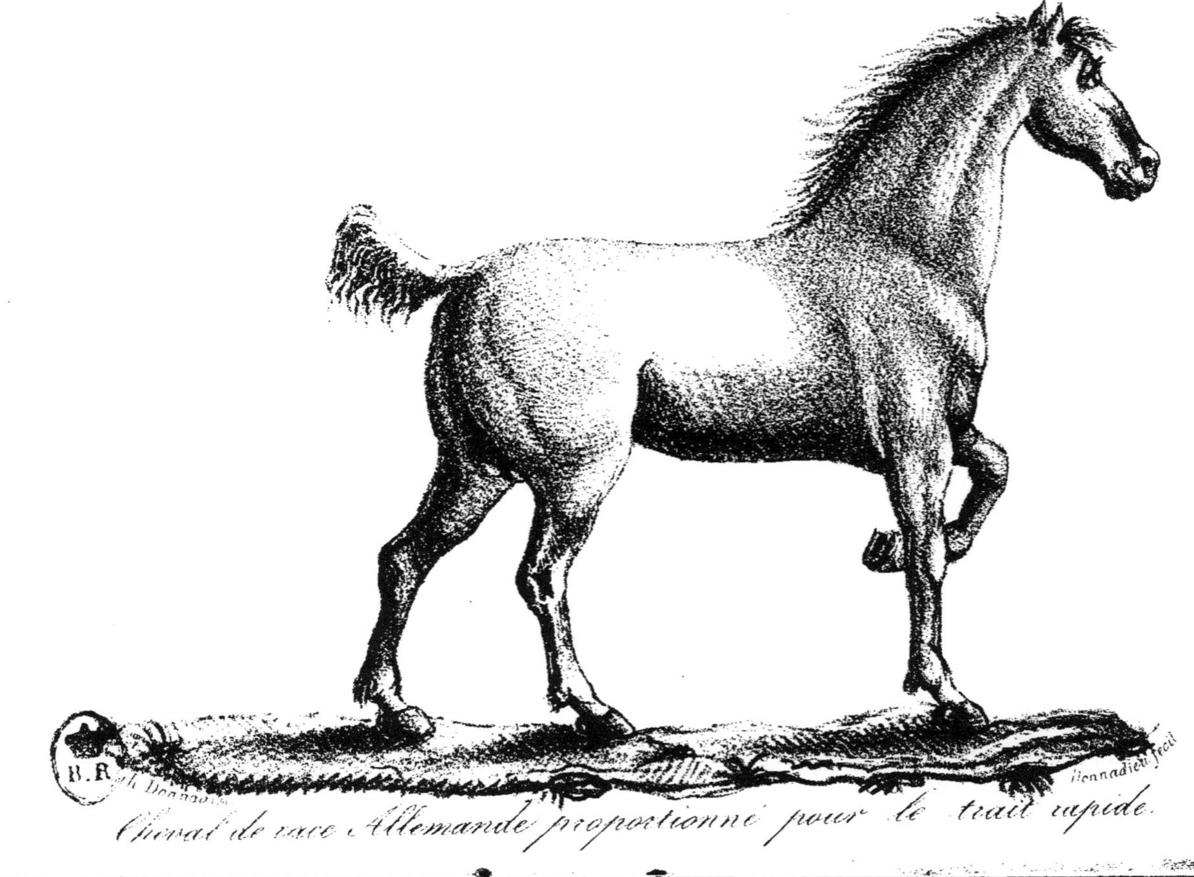

Cheval de race Allemande proportionné pour le trait rapide.

tournée en dedans, et on dit alors que le cheval est jarretier (clos de derrière). Souvent la même pointe de ce même jarret va toucher celle du jarret opposé lors de l'allure, au point de blesser l'animal sur ce point, et de l'exposer à tomber. On ne doit pas acheter un cheval ainsi conformé. Quelquefois la pointe du jarret, au lieu d'être tournée comme je viens de le dire, est tout-à-fait à l'opposé, c'est-à-dire en dehors, et, lors de l'allure, les deux jarrets s'écartent à droite et à gauche, et le membre tourne de dedans en dehors. On appelle ces sortes de jarrets ainsi conformés jarrets vacillants.

Comme je m'étais réservé de parler des reins des chevaux lorsqu'ils sont en action, je crois maintenant que c'est le point d'entrer ici dans quelques détails relativement aux maladies de ces parties. Ils sont souvent le siége de plaies; l'animal ne fléchit pas les reins quand on le pince sur ce point; souvent il se berce en trottant : ceci indique qu'il est faible sur cette partie. Pour reconnaître si les reins d'un cheval sont bons, il faut faire reculer l'animal, voir s'il recule d'une manière directe en ligne droite; ensuite lui faire décrire, en reculant, une piste en 8 de chiffres : si l'animal exécute cette manœuvre comme je l'indique, et qu'en le pinçant sur les reins il les fléchisse, c'est une preuve que les reins sont bons.

Si les formes du corps nous font connaître ou juger de la bonté d'un cheval, la robe, à son tour, doit nous servir de guide. Je ne veux pas faire revivre des préjugés qui devraient rester pour toujours dans l'oubli, et qui ne sont que malheureusement trop enracinés dans l'esprit du vulgaire : je veux parler, à ce sujet, des marques que portent certains chevaux, comme, par exemple, ceux qui boivent dans leur blanc, et qui, au dire de certaines personnes, sont mauvais. Cependant nous voyons tous les jours des chevaux ayant belle face et buvant dans leur blanc, qui rendent de très-bons services, comme d'autres qui sont zins et qui sont très-dociles. Cependant je dois faire remarquer que, de tout temps, on a reconnu que les chevaux blancs soupe de lait avaient la peau extrêmement délicate; et nous voyons de nos jours que ces chevaux, plus que les autres, sont atteints de la mélanose. S'il faut que je m'en rapporte au dire d'un savant et célèbre praticien vétérinaire, aujourd'hui directeur d'une École royale du même nom, sur le nombre de chevaux qu'il aurait eus à traiter du farcin et des eaux aux jambes pendant plus de trente années de pratique, il en aurait plus rencontré atteints de ces maladies dans les alezans clairs et poils de vache, que dans ceux qui avaient une robe d'une autre couleur. Virgile, dans son poème, préfère les chevaux à poils noirs et les bais-bruns aux blancs et aux alezans; et voici comment il s'exprime :

« Des noirs et des bais-bruns on estime le cœur,
Le blanc, l'alezan clair, languissent sans vigueur. »

On voit, d'après ce que je viens de répéter, que le poète latin avait déjà reconnu que les chevaux à robe claire avaient quelque chose d'inférieur aux autres, tant sous le rapport de l'énergie et de la vigueur que sous le rapport de la santé.

Du reste, nous savons que, de nos jours, on n'aime guère, dans les régiments de cavalerie, les chevaux à crinière blanche. Je dois cependant faire observer que, dans quelque robe que ce soit, on trouve de bons comme de mauvais chevaux.

FIN

ERRATA.

Page 1, ligne 12, au lieu d'attitude, *lisez :* station

Page 6, ligne 15, *lisez :* les coins de lait sortaient

Page 11, ligne 18, au lieu de ses parties, *lisez :* organes

Idem, ligne 23, au lieu de parties, *lisez :* organes

Page 13, ligne 16, au lieu de déglander, *lisez :* d'*églander*

Page 25, ligne 21, au lieu de sur cette partie, *lisez :* sur ce point

Idem, ligne 27, au lieu de sur cette partie, *lisez :* à cet endroit

www.ingramcontent.com/pod-product-compliance
Ingram Content Group UK Ltd.
Pitfield, Milton Keynes, MK11 3LW, UK
UKHW021015180726
13838UKWH00004B/1545

9 782329 363370